AF454639

CONTRIBUTION A L'ÉTUDE

DE

LA SUPERFÉTATION.

CONSULTATION

SUR LA FÉCONDATION D'UNE CHIENNE:

PAR

M. Arm. GOUBAUX.

Extrait des ARCHIVES DE TOCOLOGIE

PARIS

V. ADRIEN DELAHAYE et Cie, LIBRAIRES-ÉDITEURS
Place de l'École-de-Médecine.

1879

CONTRIBUTION A L'ÉTUDE

DE LA SUPERFÉTATION.

CONSULTATION SUR LA FÉCONDATION D'UNE CHIENNE.

Alfort, le 10 mai 1879.

A Monsieur le docteur BARTHEZ, *membre de l'Académie de médecine.*

MONSIEUR,

Vous m'avez fait l'honneur de me consulter relativement à une observation que vous veniez de faire, et de me demander mon opinion sur l'interprétation qu'il convient de lui donner.

La question que vous soulevez est très-intéressante.

Pour l'étudier, j'ai dû rechercher dans les publications si quelques auteurs avaient déjà noté des faits semblables, et enfin voir quelle est la solution que l'on peut donner à votre question.

Le travail que je vous adresse contient tous les documents propres à motiver la solution de la question posée ; je les soumets à votre appréciation.

Avant tout, il me paraît indispensable de vous rappeler le texte que vous m'avez communiqué, et dans lequel vous avez formulé, en termes très-précis, la question qu'il s'agit d'étudier.

Voici ce texte :

« Chienne de deux ans et demi, n'ayant jamais porté.

« Fille d'un épagneul et d'un retriver.

« Étant en chaleur, elle s'échappe de la maison, où elle rentre au bout de quelques heures.

« Ignorant ce fait, je la fais conduire à un bel épagneul. On la ramène, me disant qu'on n'est pas sûr que la copulation ait eu lieu : on se fondait en partie pour le croire sur la fugue précédente.

« L'accouchement a eu lieu en deux fois, à une distance qu'on ne peut pas évaluer, mais qui a pu être de une à deux heures.

« La première fois, neuf petits ont vu le jour.— La seconde, quatre petits.

« Plusieurs des petits rappellent le dernier chien épagneul qu'on croyait ne l'avoir point couverte. Aucun des autres ne rappelle la mère, et tous semblent étrangers au premier épagneul père de la mère, aussi bien qu'à sa mère, grand'mère des petits.

J'aborde immédiatement l'étude du sujet.

N'ayant fait moi-même aucune observation spéciale, j'ai dû rechercher dans les auteurs ce qu'ils avaient pu noter à cet égard, et j'ai été assez heureux pour y trouver les documents précieux que je vais mettre sous vos yeux.

J'exposerai ces documents d'après l'ordre de leur publication.

1° *Faits cités par Hartmann* (1).

« On trouve tous les jours, parmi les hommes comme parmi les animaux, que les descendants ont plus de ressemblance tantôt avec le père et tantôt avec la mère, et que souvent aussi ils ont tout à la fois des caractères distinctifs de l'un et de l'autre. Les chiens nés de l'accouplement de deux *espèces* (2) différentes en offrent la preuve la plus frappante. Je rapporterai l'exemple d'une grande chienne terrière, qui, ayant été couverte par un levrier, mit bas deux levriers et deux terriers (bassets). Souvent nous trouvons dans le fils le caractère corporel, le tempérament et les autres qualités de la mère, et ceux du père dans la fille ; et il y a presque autant de jeunes chevaux qui héritent de la figure, de l'air, de la taille et du tempérament de leurs mères, que de ceux en qui l'on retrouve distinctement l'empreinte de leurs pères. On reconnaît très-souvent dans la progéniture, et non-seulement dans quelque descendant de la jument, mais dans toute la postérité, la crue et le caractère particulier de la mère, quand même ils n'en ont pas la robe, et qu'ils ont eu différents pères, etc. »

2° *Observation sur une chienne, qui a mis bas trois chiens de races différentes, par M. Barrier, artiste vétérinaire à Chartres* (3).

« Aujourd'hui 6 avril 1810, une de mes chiennes de berger, âgée de 3 ans, vient de mettre bas trois chiens, ayant la figure et les autres caractères bien distincts, l'un d'un carlin, l'autre de sa mère, ou de vrai chien de berger, et le troisième du chien des rues.

« Cette singularité, ou si l'on veut cette bizarrerie, m'a fait réfléchir sur la cause qui pouvait y avoir donné lieu. En effet, les bergers et

---

(1) *Traité des haras*, par Jean-Georges Hartmann, traduit de l'allemand sur la seconde édition, revue et publiée par J.-B. Huzard. Paris, 1788. Voir page 48.

(2) Le mot *espèce* est employé ici dans le sens vulgaire : c'est le mot *race* qu'il faut lui substituer. (A. G.)

(3) Extrait de la *Correspondance sur la conservation et l'amélioration des animaux domestiques*, par Fromage de Feugré. Voir tome I. année 1810, page 17.

— 5 —

moi, nous nous souvenons parfaitement que, le 31 février (1), ou soixante-trois jours avant, cette chienne fut pelotée dans la journée par un chien commun, dit des rues, par un de mes chiens de berger, et enfin par un doguin de moyenne taille qu'on appelle carlin.

« Cette remarque, qui paraîtra minutieuse, ne justifie-t-elle pas mes précédentes observations sur l'accouchement des animaux en plusieurs temps ; et, conséquemment, ne tend-elle pas à éclairer la question sur la conception en un ou plusieurs temps, dans les femelles qui font plusieurs petits ?»

L'observation qu'on vient de lire fit l'objet de la réponse suivante :

3º *Une femelle qui fait plusieurs petits de races différentes n'a-t-elle été fécondée que par un seul mâle? Faits a l'appui rapportés par M. Lecoq, cultivateur à l'Épine (2).*

« La correspondance sur la conservation et l'amélioration des animaux domestiques, mettant les abonnés à même de se communiquer les observations qu'ils peuvent faire sur cet objet, je profite de cette facilité pour répondre à M. Barrier, artiste vétérinaire à Chartres, sur une chienne qui a mis bas trois chiens de différentes races. Il me semble possible que cette chienne ait produit trois chiens de races différentes, ayant eu affaire seulement à un seul chien.

« J'ai eu longtemps une chienne caniche noire de superbe race, et je me suis plu à lui faire produire des chiens de plusieurs *espèces* presqu'à chacune de ses chaleurs. Toutes les fois que je la fis couvrir par des caniches, la pureté de la race s'est bien conservée, mais elle a infiniment varié chaque fois que je lui ai donné d'autres chiens. Je la fis couvrir à Laon par un braque assez beau, m'assurant qu'elle n'en pouvait voir d'autres, ayant soin de l'enfermer sous clef, et de la mettre en liberté moi-même et en laisse. Elle produisit six petits ; j'en conservai quatre plutôt par curiosité qu'autrement : pas un des quatre ne fut semblable. Il y eut une chienne pareille au père, une autre ayant le poil un peu plus long, mais droit jusqu'au bout du nez comme les griffons, auxquels elle ressemblait beaucoup ; et deux mâles dont l'un ressemblait beaucoup à un épagneul frisé ; l'autre était caniche. Les deux chiennes étaient brunes et blanches, et les chiens noirs et blancs ; voilà en quelque sorte quatre races bien dis-

---

(1) Il y a évidemment ici une erreur de date.   (A. G.)

(2) Voir *Correspondance*, etc., par Fromage de Feugré, déjà citée. Tome I, année 1810, page 133.

tinctes; car quiconque aurait vu les quatre chiens ensemble n'aurait jamais pu croire qu'ils venaient du même père et de la même mère.

« Je la fis couvrir à Amiens par un grand épagneul, chien d'arrêt très-beau. Elle ne fit que deux petites chiennes : l'une, épagneule comme le père, et l'autre ayant des poils très-longs, légèrement ondulés et jusqu'au bout du nez. Cette dernière était de la couleur du père.

« Une autre fois je la fis couvrir à Beauvais par un très-beau caniche, et pendant que je soupais un domestique laissa échapper ma chienne qui passa au moins deux heures avec un gros chien de basse-cour qui la couvrit; j'en fus certain puisque je les pris sur le fait; ma chienne n'a cependant fait que de très-beaux caniches.

« J'ai vu, à Avesnes, une petite chienne anglaise, noire, marquée de feu, que son maître a l'habitude de faire couvrir par un chien tout pareil; il la laisse pendant les quatre ou cinq premiers jours enfermée avec le chien, et ensuite elle court les rues et est couverte par tous les chiens qui peuvent la joindre; elle fait cependant toujours des chiens de sa race et nullement abâtardée.

« Un fait qui est à ma connaissance pourrait être en faveur de l'opinion de M. Barrier, si d'autres faits ne me laissaient au moins une grande incertitude. Un de nos amis avait une chienne d'arrêt qui fit huit petits : comme c'était la saison, et qu'il voulait se servir de sa chienne, il détruisit toute la portée; huit jours justement après, la chienne fit un petit chien qui dut sa conservation à la rareté de l'événement. On pourrait regarder cela comme une superfétation, la chienne ayant pu être couverte à huit jours de distance, qui est, à peu près, ce que dure le temps où la chienne souffre les approches du chien pendant ses quatorze jours de chaleur; mais ne peut-il pas arriver qu'un des fœtus ayant éprouvé un léger accident dans la matrice ne fût un peu retardé? C'est ce que j'ai observé fréquemment dans des couvées de poulets et de dindons, etc.....

« Je reviens maintenant à la chienne de M. Barrier, et je dis qu'il est possible qu'elle n'ait retenu que du carlin, qu'alors il se trouva un petit pareil au père, un à la mère, ce qui n'est pas rare, et l'autre tenant des deux, ce qui forma le chien des rues qui, comme on le sait, est ordinairement le produit des races mélangées et souvent les plus différentes entre elles.

« Appuyant donc mon opinion sur les différentes observations que j'ai faites depuis longtemps, et que je fais encore tous les jours, j'ai peine à croire qu'une chienne, ou toute autre femelle, faisant plusieurs petits, ait retenu de plusieurs mâles; et le mélange qui se trouve dans une portée n'est dû, selon moi, qu'à celui de la race du père et de la mère.

« Il ne faut pas non plus perdre de vue que la très-ancienne domesticité des chiens les a tellement éloignés de la nature, qu'ils ont subi des variétés presque innombrables ; que souvent un chien qui paraît produit par deux individus pareils peut l'avoir été par mâle et femelle de races bien différentes ; qu'il peut entièrement tenir de l'un des deux ; qu'il produit ensuite des individus semblables à leur aïeul, qui était d'une race différente (1), puisqu'on voit souvent un cheval et une jument de même poil produire un poulain qui n'est point de leur robe, lorsque l'un des deux est le produit d'un étalon ou d'une jument d'un autre poil qu'eux.

« Je désire que mes observations en fassent faire beaucoup d'autres qui puissent jeter un grand jour sur l'opération la plus secrète de la nature, etc... »

4° M. le professeur Colin, dans sa *Physiologie comparée des animaux domestiques* (2), cite des faits absolument semblables à ceux que j'ai extraits de l'ouvrage de Hartmann.

De plus, il ajoute, d'après Geoffroy Saint-Hilaire, « qu'une chienne du Saint-Bernard fut couverte par deux mâles de son espèce, un chien de Terre-Neuve de sa taille et un chien de chasse plus petit. Elle fit onze petits : cinq mâles, semblables au chien de Terre-Neuve et deux fois grands comme les autres, et six femelles pareilles au chien de chasse.

Cela prouve, suivant M. Colin, que les produits ressemblent presque exclusivement à l'un des ascendants, au mâle ou à la femelle.

Pour M. Colin (voir pages 880 et 881 de l'ouvrage cité), lorsqu'une jument met bas le même jour ou à quelques jours de distance, un poulain et un mulet, il n'y a pas superfétation. Pas davantage, chez la chienne ou la chatte couverte par plusieurs mâles différents dans la même période du rut : il y a là seulement des fécondations successives.

Tous les renseignements que j'ai recueillis de vive voix de la part de plusieurs propriétaires auxquels je me suis adressé ont été confir-

---

(1) C'est là de l'*atavisme* ; nous y reviendrons.　　　　　(A. G.)
(2) Voir 2ᵉ édition, tome II, page 792 (année 1873).

matifs de tous ceux que j'ai reproduits jusqu'à présent. J'ai à peine besoin de dire que tous ces propriétaires ont élevé ou élèvent encore aujourd'hui des chiens. L'un d'eux a bien voulu m'écrire les renseignements que je lui avais demandés ; je vais les transcrire exactement :

5° *Renseignements communiqués par M. E. Möller*, propriétaire, demeurant au château de Chassenon, par Saint-Hilaire-des-Loges (Vendée).

« Monsieur,

« J'ai l'honneur de vous adresser les quelques observations dont je vous avais fait part de vive voix, sur la reproduction des chiens, et que vous m'avez demandé de vous transmettre par écrit.

« 1° Une chienne d'arrêt, braque, de race française, ayant été couverte par un chien de sa race et par un mâtin à longs poils, a produit, dans la portée résultant de ces accouplements, des chiens ayant, les uns la couleur, tous les caractères et les aptitudes de la mère, un du père de même race, et les autres de couleur et tous les caractères du chien mâtin : longs poils et oreilles courtes et droites.

« 2° Depuis environ quatre à cinq ans j'ai dans ma meute, composée de beagles, une chienne ayant tous les caractères de cette race. Elle est issue d'une mère Beagle pur sang et d'un père ayant aussi du sang beagle, mais moins pur, et descendant par son père ou par sa mère de parents de race française, bassets ou petits briquets. Je ne voulais pas tirer race de cette chienne dont l'origine laissait à désirer; mais, la voyant très-bonne pour la chasse, et réunissant toutes les qualités de la race beagle, je me suis décidé à en faire l'essai, et je l'ai fait couvrir par un beagle pur sang que j'avais acheté lors de son arrivée d'Angleterre. Les produits de cette première portée ont été, les uns très-réussis comme beagles, et les autres assez beaux aussi, mais s'éloignant du type beagle pour se rapprocher de celui des bassets ou petits briquets.

« Ayant fait couvrir cette chienne une seconde fois par le même chien, le même résultat s'est reproduit. Cela venait évidemment de la mère : le père ayant couvert plusieurs autres chiennes de pur sang et tous les produits ayant été purs.

« Je n'ai pas conservé ces chiens abâtardis. Les autres étant très-beaux comme formes, très-bons pour la chasse et leur sang me paraissant devoir être assez épuré, j'en ai tiré race avec des chiennes de pur sang. Parmi les produits de cette nouvelle génération, il s'est encore trouvé, dans chaque portée, des sujets qui ressemblaient en tous points aux beagles de pur sang, et d'autres qui rappelaient, de manière à ne pas s'y tromper, les formes e leurs ascendants bassets ou briquets.

« Cette année, poussant plus loin mes épreuves, j'ai fait couvrir une chienne de pur sang par un des individus les plus réussis de cette dernière génération, et j'attends la naissance des petits chiens. Quand ils auront atteint l'âge auquel on peut les juger, je vous informerai de ce qu'ils seront.

« J'en suis là maintenant, et n'ai pas l'intention de pousser plus loin mes essais, si ce dernier n'est pas satisfaisant : je finirais par introduire dans ma meute un trop grand nombre de chiens dont je ne pourrais tirer race avec certitude d'un bon résultat. »

Je viens de mettre sous vos yeux, Monsieur, les faits que j'ai trouvés dans les ouvrages de plusieurs auteurs que j'ai consultés et les renseignements qui m'ont été donnés par quelques propriétaires qui ont élevé ou élèvent encore aujourd'hui des chiens. Tous ces documents sont intéressants, mais comme il est difficile de saisir tous les faits auxquels ils ont trait, j'ai pensé qu'il serait utile d'en présenter le résumé, à peu près de la même manière dont on dresse les arbres généalogiques. Je ferai ensuite ressortir les conclusions qu'il est permis de tirer de tous ces faits.

1° *Fait de Hartmann.*

Une chienne terrière est accouplée à un levrier.

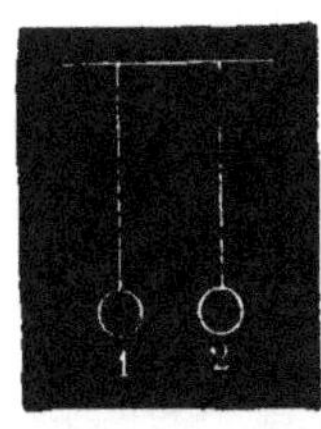 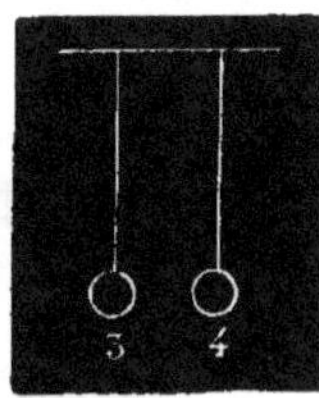

Résultat : 4 petits.

Deux petits ressemblent à la mère et les deux autres au père.

2

2° Fait de Geoffroy Saint-Hilaire.

Chienne du Saint-Bernard couverte par deux mâles.

Chien de Terre-Neuve.

Mère.

—

Résultat :

11 petits.

Chien de chasse.

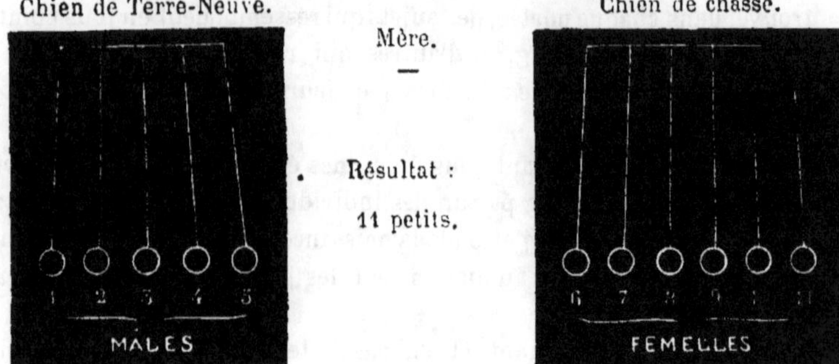

Ainsi, les mâles ressemblent à l'un des pères ; les femelles ressemblent à l'autre père: aucun des petits ne ressemble à la mère.

3° Fait de Barrier.

Chienne de berger couverte le même jour par trois chiens.

Chienne.

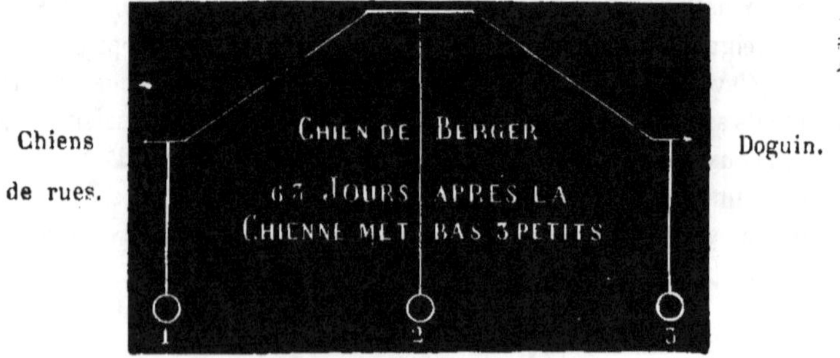

Ici, par conséquent, les trois petits ressemblent, chacun en particulier, à l'un des pères: l'un au chien de rues: l'autre au chien de berger, et le troisième au doguin.

1° Faits observés par Lecoq.

Premier fait.

Caniche mâle.

Caniche femelle.

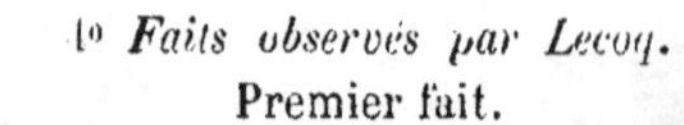

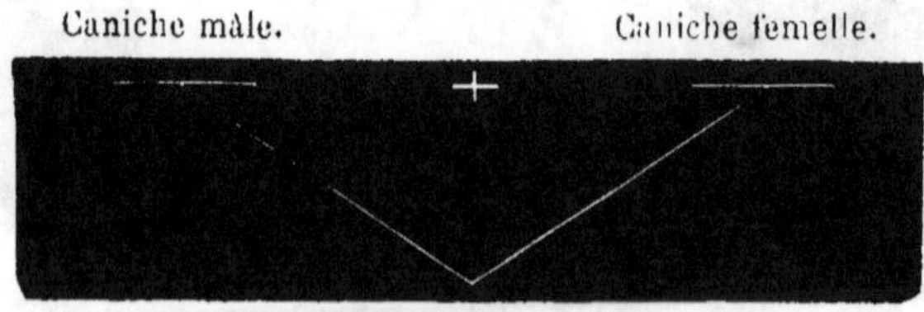

Tous les petits sont caniches.

Deuxième fait.

Caniche femelle. $+$ Chien braque.

Résultat : 4 petits tous dissemblables ; en effet :

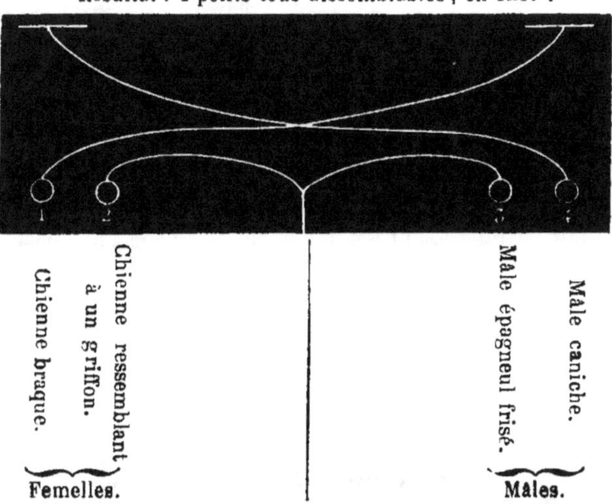

Les deux intermédiaires paraissent tenir des deux ascendants.

Troisième fait.

Caniche femelle. $+$ Chien épagneul d'arrêt.

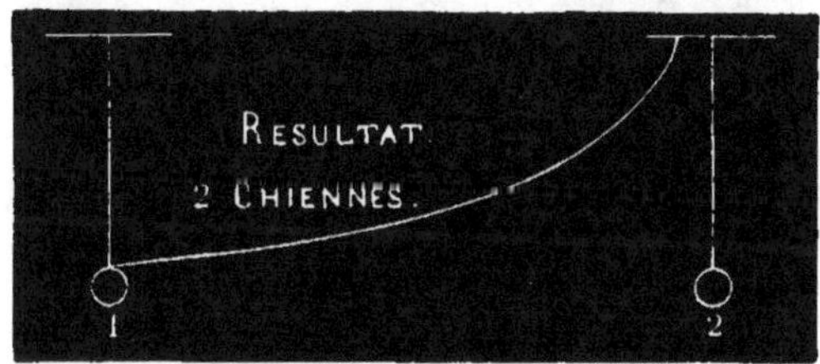

Cette chienne tenait du père et de la mère par la longueur du poil, et du père par la couleur. Epagneul.

Quatrième fait.

Caniche femelle. $+\begin{cases}\text{Caniche mâle.} \\ \text{Chien de basse-cour.}\end{cases}$

Résultat :

Tous caniches.

Cinquième fait.

Chienne anglaise noire. +{ Chien tout pareil, puis tous les chiens de rencontre.

Résultat :
Tous les chiens sont de la race de la mère, nullement bâtarde.

Sixième fait.

Enfin, une chienne qui avait mis bas d'abord huit petits, en mit bas un neuvième huit jours plus tard.

Ce fait est intéressant à noter, mais il n'y a pas lieu de s'y arrêter.

Faits observés par M. E. Müller.

Premier fait.

Chienne braque, arrêt, français. + Chien braque de même race que la chienne. + Mâtin à longs poils.

Résultat : Quelques petits ressemblent au chien mâtin ; d'autres ressemblent à la mère et au père de race braque.

Second fait.

(a) 1re génération.

Chienne beagle, fille de beagle pur sang et d'un père beagle aussi, moins pur, mais descendant par son père ou par sa mère de petits briquets français. + beagle pur sang.

Résultat :

Beagles très-réussis. + D'autres s'éloignant du type beagle et se rapprochant des bassets ou petits briquets.

Nota. Ces derniers faits peuvent être rattachés à l'atavisme.

(*b*) 2ᵒ génération.

Même chienne,   +   Même chien,
ut supra.   *ut suprà.*

Même résultat.

Ces exemples d'atavisme peuvent être attribués à la mère, car le père ayant couvert plusieurs autres chiennes a donné des produits de race pure.

Plusieurs conclusions peuvent être tirées des faits précédents, et je dois en faire la déduction, les mettre bien en relief pour examiner, quand il en sera temps, l'observation sur laquelle vous avez bien voulu me consulter.

Il résulte bien évidemment des faits sus-énoncés que les petits chiens d'une même portée peuvent ressembler :

1ᵒ A l'un ou à l'autre des deux ascendants directs, au père ou à la mère, au chien ou à la chienne ;

2ᵒ Aux deux ascendants, c'est-à-dire au père ou au chien, et à la mère ou à la chienne.

3ᵒ Il peut arriver que les petits d'une même portée ne ressemblent ni au père ni à la mère, mais qu'ils ressemblent à des ascendants plus ou moins éloignés. Il y a, dans ce cas, *atavisme*.

4ᵒ Enfin, suivant certaines observations, il pourrait arriver que les petits ressemblassent au mâle de la première fécondation de la chienne ou de la mère, si la chienne a déjà fait plus d'une portée. C'est le résultat qu'on attribue à l'*infection de la mère ou à l'imprégnation perpétuelle*.

Telles sont les quatre conclusions, comprenant les faits principaux de l'hérédité, qu'il faut maintenant examiner en particulier. A cette occasion, je ne perdrai pas de vue le fait particulier de votre observation.

1ᵒ *et* 2ᵒ En ce qui touche les deux premières conclusions, déduites des faits d'observation, il serait inutile d'y revenir, puisque les preuves, en quantité suffisante, ont été fournies pour en établir le bien fondé.

Dans votre observation, Monsieur, il y a une remarque importante à faire, et je vais vous la signaler, car elle prouvera qu'il manque un renseignement *certain* pour que les résultats de la fécondation puissent être rangés nettement dans l'une ou dans l'autre des deux conclusions dont je m'occupe actuellement. En effet, voici le résumé de votre observation :

GÉNÉALOGIE.

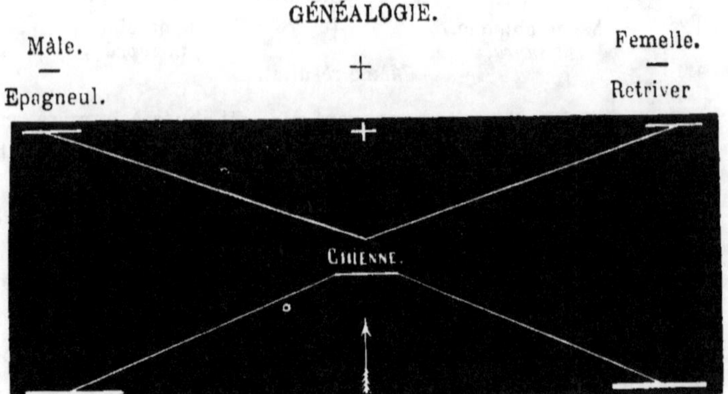

Elle s'échappe. On ne sait si elle a eu des rapports sexuels avec un chien quelconque.

On la mène à un Epagneul. On ne sait pas s'il y a eu copulation.

Résultat au terme ordinaire de la gestation, la chienne met bas, 13 petits. — Voici les résultats quant à la ressemblance.

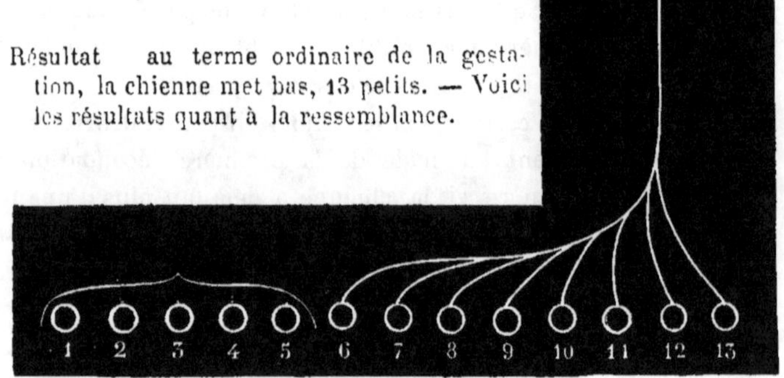

Ne ressemblent ni à la mère, ni aux ascendants de celle-ci (1).

Conclusion. Ces petits, qui ne ressemblaient ni à leur mère ni à l'épagneul connu, sont très-probablement les fils d'un chien inconnu. Il est probable que la chienne a été fécondée par deux mâles différents, dont l'un est resté inconnu.

3° En ce qui concerne l'*atavisme*, il est évident qu'on ne saurait l'invoquer pour expliquer, dans votre observation, le fait de non-ressemblance d'une partie des petits chiens. Il est à supposer, puisqu'on

(1) J'ai fixé arbitrairement le nombre des petits dans chacune des catégories.

ne peut en donner la preuve certaine, qu'il y a eu, ainsi que je l'ai déjà dit plus haut, fécondation de la chienne par deux chiens, de race différente, dans la même période du rut, ou à peu de temps l'une de l'autre.

4° M. André Sanson a traité, d'une manière étendue et avec de nombreux détails, la question de la *doctrine de l'infection de la mère* (1).

Qu'est-ce que la doctrine de l'infection de la mère ?

Ecoutons M. André Sanson :

« Nos devanciers, encore d'accord avec le préjugé fortement établi dans l'esprit des chasseurs éleveurs de chiens surtout, admettaient que le mâle qui féconde la première fois une jeune femelle l'imprégnait en telle sorte que toute sa descendance devait se ressentir de ce premier rapprochement, quels que fussent les autres mâles auxquels étaient dues les nouvelles fécondations. C'est ce qu'on a nommé la doctrine de l'infection. Ils prétendaient que cette doctrine était démontrée par de nombreux faits, que tous répétaient, sans les soumettre à aucun examen critique. Nous avons dans notre première édition discuté les principaux, et réfuté la singulière doctrine de l'infection ou de *l'imprégnation perpétuelle* (2).

« Enfin, pour ce qui concerne les chiens, dit M. André Sanson, dans la reproduction desquels les chasseurs se montrent en général attentifs à éviter une première mésaillance, nous emprunterons encore à Settegart un fait qui lui a été communiqué par un habile éleveur bien connu, John Frentzel.

« En 1853, celui-ci reçut une belle *levrette russe* qui n'était pas encore âgée d'un an. *Elle se fit bientôt couvrir*, contre sa volonté et à son insu, *par un chien de berger*, et au mois de juillet ou d'août *elle fit une portée de métis* qui furent jetés à l'eau.

« En automne, elle fit ses premières armes et alla magnifiquement.

« *A la fin de janvier* 1854, voyant qu'elle allait devenir en rut, *on la conduisit à un chien écossais*. Le 10 avril, elle fit des jeunes chiens dont

---

(1) *Traité de zootechnie ou économie du bétail.* Paris, 1877. Voir tome II, page 37.

(2) Le mot *infection* (de *inficere*, gâter) me paraît être une mauvaise expression ; j'aimerais beaucoup mieux la seconde, car il semblerait que le fait, — s'il était reconnu vrai, — fût toujours un mal, tandis qu'il aurait pu être un bien. Pour le moment, je raisonne d'une manière générale, mais je reviendrai plus loin sur ce sujet. (A. G.)

quatre furent élevés. Deux étaient des chiennes. On en conserva une, et l'autre fut envoyée en Pologne. Les quatre chiens étaient beaux et ont montré les meilleures aptitudes. Parmi eux, les deux chiennes n'ont jamais fait un chien tout à fait mauvais, et elles en ont eu beaucoup de premier rang. Leur descendance dans les cercles de Gumbinen et de Memel, et en Pologne dans celui de Mariampoler, appartient aux meilleurs chiens. »

Ce dernier point, je ne le conteste pas ; mais ce que je conteste, c'est qu'on trouve dans le fait que je viens de reproduire textuellement les raisons suffisantes pour qu'on puisse se refuser à admettre l'*infection de la mère* par le mâle de sa première fécondation. En effet, il n'est pas du tout question, pas plus en ce qui concerne les petits de la première génération que ceux de la seconde, des caractères de race que présentaient ces individus. Il est très-probable que, à la première génération, les petits tenaient des deux ascendants directs, mais, pour ceux de la seconde, on ne dit rien, et c'était là surtout ce qu'il importait de faire connaître.

Pour moi, cette observation, à laquelle M. André Sanson me paraît avoir attaché beaucoup d'importance, puisqu'il l'a invoquée en faveur de l'opinion qu'il soutient, est absolument de nulle valeur. J'espère, Monsieur, que vous partagerez mon avis.

Mais il faut continuer la citation de l'ouvrage de M. Sanson.

« Quand, çà et là, dit Nathusius, un cas d'infection est mentionné, alors il est commandé de rechercher si une telle communication présente essentiellement la qualité d'observation ou d'expérience exacte ; aucun cas ne m'est encore connu dans lequel l'explication par réversion sur les aïeux, par superfétation, particulièrement chez les chiens, n'ait pas été plus naturelle que celle par la théorie de l'infection. A ce sujet, les illusions de la plus grossière espèce sont facilement possibles. » C'est ce que nous avons dit nous-même depuis longtemps, ajoute M. André Sanson, et c'est ce que Settegard répète, lui aussi, à son tour, en allant jusqu'à qualifier de « serpent de mer la doctrine de l'hérédité. »

D'un côté donc, on croit à la doctrine de l'infection de la mère, et ceux qui y croient disent qu'ils se basent sur des faits d'observation.

D'un autre côté, des auteurs ne croient pas à la doctrine de l'infection de la mère, et ils me paraissent se baser sur des faits qui ne sont nullement démonstratifs de l'opinion qu'ils soutiennent.

Il importerait que des observations spéciales fussent faites, de manière à ne laisser aucun doute sur le bien fondé de leurs conclusions, et il me semble qu'il est prudent de les attendre pour se prononcer définitivement et avec certitude à cet égard.

De mon côté, j'ai le souvenir d'avoir constaté plusieurs fois, dans les enfants provenant d'un second mari, que la femme avait dû conserver en quelque sorte l'empreinte de son premier mari, car ceux du second lit rappelaient à peu près, dans les mêmes proportions, les caractères de ceux du premier lit, du côté du premier mari. Je suis loin de prétendre qu'il en est ainsi dans tous les cas, mais il pourrait bien se faire que l'attention étant attirée sur ces faits, mes observations personnelles ne fussent pas en contradiction avec ce que M. André Sanson a appelé un préjugé, et que ce prétendu préjugé fût, plus ou moins fréquemment, l'expression d'une vérité.

Dans tous les cas, Monsieur, cette doctrine de l'infection de la mère ne saurait être invoquée en ce qui concerne les faits que vous avez observés sur votre chienne, puisqu'elle n'en était encore qu'à sa première gestation.

Permettez-moi d'ajouter encore quelques mots au sujet de la doctrine de l'infection de la mère.

Les expériences qu'il conviendrait de faire devraient être faites dans des conditions sévères, pour qu'on fût absolument certain de leurs résultats.

Les individus de l'espèce du lapin, que l'on maintient si facilement en captivité, sont ceux qui pourraient être employés à ces expériences, car la gestation, dans cette espèce, n'étant que de trente et un jours, permettrait, dans un délai relativement court, d'avoir des résultats faciles à constater. Un ancien portier de l'Ecole d'Alfort, qui a tenu note exacte du nombre des produits qu'il a obtenus d'un lapin et d'une lapine, dans l'espace d'une année, m'a dit que ce nombre s'était élevé à 114 individus.

Ces expériences n'entraîneraient pas à des dépenses considérables. C'est tentant : mais il faut qu'on puisse réunir toutes les conditions désirables pour faire ces expériences.

Dans cet ordre d'idées, je ferai le même appel que M. Albert Gaudry, à la fin de son beau livre sur *les Enchaînements du monde animal dans les temps géologiques — mammifères, tertiaires* (1) : Combien d'hom-

______

(1) Un volume in-8. Paris, 1878.

mes qui ont soif du beau auraient de douces jouissances s'ils se mettaient à la recherche des sources mystérieuses de la vie ! Combien s'en vont par des chemins où ils cueilleront des fruits insipides et quelquefois amers, qui seraient heureux en scrutant les merveilles de la nature ! A ces hommes, je dirai : Venez nous aider ; notre science a de quoi charmer les âmes des artistes aussi bien que les âmes des philosophes. »

Il ne me reste plus que quelques mots à écrire pour terminer mon travail. Vous m'avez posé cette question :

« Y a-t-il eu superfétation ? »

D'une manière générale, il est bien difficile d'admettre la superfétation. Il est beaucoup plus probable, je dis même qu'il est certain, lorsque des individus complétement dissemblables naissent dans une même portée, alors qu'on n'a vu se produire qu'un seul accouplement avec un individu de race parfaitement caractérisée, il est certain, dis-je, qu'il y a un facteur qui n'a point été aperçu, et que c'est à ce dernier que ressemblent ceux des petits qui ne ressemblent pas aux facteurs connus.

Tel me paraît être le cas de votre chienne.

Je crois donc que chez votre chienne il y a eu fécondations successives, dans un espace de temps assez court, et dans la même période du rut, de la part des deux chiens de race différente.

Voici maintenant les conclusions touchant les diverses parties de la question sur laquelle vous avez bien voulu me demander mon avis.

CONCLUSIONS.

1° La chienne a été saillie, le même jour, par deux mâles de race différente.

Ce qui le prouve, c'est que :

(*a*) Une partie des petits ressemblaient à l'épagneul avec lequel la chienne a été mise en rapport ;

(*b*) D'autres chiens de la même portée ne ressemblaient ni à la mère ni à l'épagneul. Il est donc à croire que la chienne a été saillie aussi par un autre chien qui est resté inconnu.

Je n'ai pu me livrer à la recherche de cette seconde paternité, non parce qu'aux termes de l'article 340 du Code civil *la recherche de la paternité est interdite,* mais parce que cette recherche était absolument impossible.

2° Il n'y a pas, dans ce cas, un exemple de superfétation, mais bien seulement une fécondation successive par deux mâles différents.

3° On ne peut rapporter au fait de l'atavisme les petits qui ne ressemblaient nullement aux ascendants directs, puisque les petits dont la paternité était à rechercher ne tenaient ni de la mère, ni des ascendants directs de la mère.

4° Enfin, on ne peut invoquer, dans ce cas, l'influence d'un mâle qui aurait fécondé la chienne lors d'une fécondation antérieure (*infection de la mère*), puisque la mère en était à sa première portée.

Telles sont, Monsieur, les conclusions que j'ai l'honneur de soumettre à votre appréciation éclairée.

Veuillez agréer, Monsieur, l'assurance de mon entier dévouement.

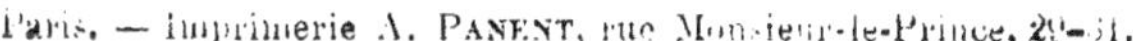

Paris. — Imprimerie A. PANENT, rue Monsieur-le-Prince, 29-31.